EXPOSÉ ANALYTIQUE

DES

PRINCIPES DE MÉDECINE RATIONNELLE

ET SPÉCIFIQUE (1)

Pour servir d'introduction au Traité médical des maladies qui causent le trouble,
l'affaiblissement et la perte de la vue :
CATARACTES, NÉVRALGIES, AMAUROSES, ETC.,

Par le D' DROUOT.

Il n'y a RIEN de VRAI en médecine que ce qui est d'accord *à la fois avec la raison dégagée de tout préjugé ou le simple bon sens, avec l'instinct de conservation individuelle, avec les lois générales de la nature et les leçons de l'expérience....* « La médecine n'est,
« dans ce qu'on appelle aujourd'hui LA SCIENCE, dans l'enseigne-
« ment et dans la pratique générale par suite (plus par la faute des
« institutions que par celle des hommes sans doute), que le produit
« d'illusions systématiques et d'ambitions chimiques, commerciales
« et industrielles.

« Elle est dans l'erreur sur les causes des maladies, sur la nature
« des désordres qu'elles entraînent dans le corps humain et sur les
« moyens qu'il faut employer pour les guérir.

« Elle est en opposition complète avec le simple bon sens (2),

---

(1) *Précis de médecine rationnelle, endermique et spécifique*, ou Exposé des vrais principes de l'art de prévenir et de guérir les maladies aiguës, chroniques et psoriques, à l'aide de l'hygiène, du régime de vie et de l'action spéciale des médicaments ou poisons appliqués par l'absorption externe (la peau), et non par l'estomac. Ouvrage publié d'après les cours professés à l'Athénée de Paris dans les années 1839-40-41-50 et 51. Un volume : 6 fr.

(2) Parce que, du côté scientifique, elle n'est que l'application du système homicide de l'INFLAMMATION DU SANG ; parce que, du côté de la pratique, elle est niaisement la dupe des chimistes de l'École et des pharmaciens de l'Académie de médecine.

1858

« avec l'instinct de conservation de chacun (1), avec les lois de la
« nature et les leçons séculaires de l'expérience (2). »

D'où il suit que ce n'est pas avec le secours de la science, mais
par les forces naturelles et malgré la science, que guérissent les
maladies, qui quelquefois aujourd'hui se terminent par le retour à
la santé, ce qui sera évident pour le lecteur après ce simple exposé
des principes de la nouvelle médecine.

Il y a en effet des lois, les lois éternelles de la nature, sous l'ordre desquelles tout naît, vit et se perpétue, l'homme même, malgré qu'il fasse tout ce qui lui est possible pour se détruire. D'après ce
principe (3), les mêmes agents qui, dans certaines conditions d'influence (l'air, la lumière, l'électricité, la chaleur, etc.; les aliments
les boissons, les sensations, les sentiments, les passions, etc., etc.),
sont des causes de vie et de santé, sont, dans certaines conditions
d'influence contraire, des causes des maladies et de désorganisa-
tions : telles sont les causes premières des maladies.

' Sous l'influence de ces diverses causes, il se produit deux espè-
ces de maladies : les unes, qui consistent dans le trouble des fonctions générales, et finissent par entraîner la viciation des fluides (4);
les autres, qui commencent par altérer, vicier, les fluides, et finissent
par troubler les fonctions générales (5).

Il y a des maladies dont la cause se transmet des père et mère à

(1) Parce qu'elle fait avaler aux malades des médicaments et poisons
contre lesquels l'instinct de conservation, le bon sens et l'estomac se révoltent.

(2) Parce qu'au lieu de chercher à guérir les maladies par les moyens
que prend la nature quand elle les guérit seule, sans le secours de la
science ou malgré la science, elle fait précisément tout ce qu'il faut pour
contrarier la nature et les rendre plus longues, plus graves, incurables ou
mortelles.

(3) Ce principe est le principe professé de tout temps par les médecins
hippocratiques.

(4) Congestions, fluxions, névralgies, rhumatismes, etc., etc.

(5) Eruptions, érysipèle, variole, dartres, gales, scorbut, syphilis,
squirrhes, cancers, etc.

l'enfant; il y en a qui dépendent de la constitution ou de la conformation organique; il y en a qui dépendent de l'influence de l'air pur ou vicié, de la chaleur, du froid, de l'humidité, etc.; des aliments, des boissons, du genre de vie, etc., etc.; des sensations, sentiments, passions, etc., etc., etc.

Il n'y a pas une seule maladie, quel que soit le nom qu'elle porte, qui souvent ne guérisse sans le secours de la médecine et de ses médicaments, par les seules forces naturelles, la force de la constitution du malade, comme on dit. Il faut donc que le médecin sache avant tout comment guérissent les malades atteints de telle ou telle maladie quand ils guérissent par les seules forces naturelles. Vouloir les guérir par d'autres voies et moyens, c'est vouloir faire une chose impossible, une chose contraire à l'ordre des lois naturelles. Or, pour qu'une maladie puisse se terminer naturellement par le rétablissement de la santé, il faut faire cesser la cause d'abord, ainsi que le démontre l'expérience de tous les siècles et de tous les jours; il faut que les fonctions troublées ou suspendues soient rétablies, et que les fluides altérés, viciés ou putrides soient épurés et éliminés au dehors.

C'est par des épurations et éliminations incessantes (transpirations, sueurs ou sécrétions par la peau externe et interne, par le nez, la bouche, les poumons, la matrice, les urines, les selles, etc.) que s'entretient la santé; c'est par les mêmes voies et moyens que la nature opère, avec ou sans le secours de la médecine, la guérison de toutes les maladies.

Il est des causes de maladies si foudroyantes et si promptement désorganisatrices que l'art est impuissant à venir au secours de la nature; mais, dans toutes les affections qui sont l'expression de la lutte entre la force de la cause de la maladie et la force de la résistance de la constitution, il est des *indications naturelles* et des *moyens* ᴵɴᴄᴏɴɴᴜs à la science actuelle, qui seuls peuvent faire triompher la dernière.

Ces *indications* consistent non pas, comme l'enseigne la science, à combattre ʟ'ɪɴꜰʟᴀᴍᴍᴀᴛɪᴏɴ, mais elles consistent :

1° A faire cesser d'abord la cause de la maladie, ou à soustraire le malade à son action;

2° A procurer l'épuration, la résolution (dissolution), des fluides, des humeurs ou du sang;

3° A favoriser ou décider l'élimination ou évacuation des produits altérés, viciés, putrides, etc. ;

4° Enfin à rétablir l'exercice des fonctions troublées ou suspendues (convalescence, santé).

Les moyens propres à remplir ces indications consistent dans le choix, la préparation et l'application des agents ou substances SPÉCIFIQUES, c'est-à-dire propres à produire chacune dans l'économie l'effet nécessaire au rétablissement de la santé. *La santé, c'est le résultat de l'équilibre des fonctions.*

Il y a des *spécifiques* qui détruisent les causes des maladies, ou des moyens par lesquels on soustrait les malades à leur action.

Il y a des *spécifiques* qui procurent l'épuration des fluides, des humeurs et du sang.

Il y a des *spécifiques* qui favorisent et décident la résolution et l'élimination ou évacuation des produits altérés, viciés ou putrides.

Il y a des *spécifiques* enfin propres à procurer le rétablissement des fonctions troublées ou suspendues (1).

De l'ensemble de l'application de ces divers SPÉCIFIQUES, selon les indications que nous avons signalées, résulte la certitude de la médecine portée au plus haut point de perfection qu'elle pourra jamais atteindre.

Lorsque, chose parfaitement ignorée de la science actuelle, l'emploi d'un spécifique qui par hasard entre ses mains détruit la cause d'une maladie est suivi du rétablissement des fonctions régulières, c'est que l'épuration et l'élimination ont été opérées par le travail des forces naturelles ; et, quand l'emploi d'un spécifique qui par hasard entre ses mains procure l'*élimination* est suivi du rétablissement de la santé, c'est que la cause a cessé naturellement d'agir sur le malade et que l'épuration et le rétablissement des fonctions régulières se sont opérés par les forces naturelles, etc. Mais, quand l'emploi du mercure, par exemple, qui est le spécifique qui détruit la cause, le *virus syphilitique* ; ou du quinquina, qui est le spécifique

(1) Voir le *Précis de Médecine spécifique.*

qui *vient en aide à l'élimination*; ou la saignée, qui est le *spécifique* du *trop-plein* du sang, etc., etc., ne suffisent pas à procurer la gué-rison de la maladie, c'est-à-dire quand la nature ne peut suppléer par ses propres forces à l'impéritie de la science, alors tous les moyens scientifiques, académiques, etc., dont elle poursuit l'adminis-tration et l'application, n'ont pour résultat que de contrarier le tra-vail de guérison naturelle, et de faire les maladies plus graves, plus longues, souvent incurables ou mortelles.

C'est précisément ce qui arrive aujourd'hui dans toutes les affec-tions chroniques qui entraînent l'épanchement des fluides (apople-xies, hydropisies, hémorrhagies, etc.), comme dans toutes celles dans lesquelles les produits altérés, viciés, fermentescibles ou pu-trides, contrariés dans le travail naturel qui tend toujours à les re-jeter au dehors, se reportent sur d'autres tissus, qu'ils trouent (fistules), qu'ils déchirent (ulcères), qu'ils désorganisent (végéta-tions, indurations, squirrhes, tubercules, cancers, carcinomes, etc., etc.).

La médecine a été entraînée dans des erreurs si graves, par les rai-sons que nous avons signalées, que de l'art de guérir on a fait l'art d'empêcher les malades de guérir !

Une de ces erreurs consiste à croire que les maladies se forment et se développent dans les organes, dans la tête, les yeux, la poitrine, l'estomac, la matrice, la peau, etc., quand elles ne sont, comme nous l'avons dit après Bichat, que la suite de troubles des fonctions ou de la viciation des fluides portés (n'ayant pu être rejetés au dehors par les forces naturelles) et *fixés* sur la tête chez l'un, sur les yeux, la poitrine, l'estomac, les intestins, la matrice, la peau, etc., chez d'au-tres, selon les dispositions constitutionnelles diverses.... La méde-cine actuelle prend l'effet pour la cause.

Une autre des grandes erreurs de la science actuelle, erreur due à l'influence fatale exercée par les ALCHIMISTES sur la médecine, consiste à croire que ce qu'on appelle des substances *extractives*, des *produits chimiques*, des médicaments composés, c'est-à-dire *décomposés*, possède des propriétés curatives supérieures à celles des substances naturelles; que le sulfate de quinine, par exemple, doit être préféré au quinquina, la morphine au suc de pavot, l'acide prussique au suc de laurier cerise, le sublimé corrosif au mercure éteint ou divisé, l'émétine à l'ipéca, la cicutine à la ciguë, etc.: par la même raison la *gélatine* ou l'*osmazôme* devront être préférés à la viande, et l'*alcool* au *vin de Bordeaux!*

Une autre des grandes erreurs de la science actuelle, et la plus grave dans ses conséquences, car elle traduit en précepte l'EMPOISONNEMENT des malades, consiste à croire que les médicaments et les poisons doivent être administrés PAR L'ESTOMAC, par la raison que de l'estomac les médicaments et les poisons *passent directement* dans la circulation, et, par la circulation, sont *plus vite* distribués à *tous* les organes.

Si les princes de la science actuelle avaient eu assez de force dans l'esprit pour être raisonnables, pour penser et juger par eux-mêmes, et non par les *chimistes* ou ALCHIMISTES, ils auraient compris, depuis longtemps déjà, que les médicaments et les poisons, précisément parce qu'ils ne sont pas des aliments, et parce que l'odorat, le goût, l'instinct de conservation et l'estomac les repoussent et se révoltent chez l'homme comme chez les animaux, ne doivent pas, ne peuvent pas, être administrés par l'estomac (si ce n'est dans une intention hostile à l'estomac, purgatifs, vomitifs); que de l'estomac les médicaments ou poisons ne passent point *directement* dans la circulation (comme le chyle); que ce n'est pas *par la circulation* (chose dont il est facile de s'assurer par les expériences les plus simples), mais par L'ABSORPTION, qu'ils sont introduits dans l'économie intime; et enfin qu'ils ne sont pas distribués à tous les organes, mais que chacun porte son action, comme nous l'avons établi, sur les fluides ou les solides sur lesquels s'exerce *spécialement* l'action de chacun (1). (Voir le *Précis de Médecine rationnelle.*)

(1) Ainsi, le fer porte spécialement son action sur le sang, le soufre sur le virus psorique, le mercure sur le virus syphilitique, l'iode sur le fluide lymphatique, le colchique sur le virus séreux, le quinquina sur le tissu cellulaire, le camphre sur les nerfs, le chlore sur les principes miasmati-

Le seul AVANTAGE que présente l'administration des médicaments ou poisons par l'estomac est de *troubler, à la manière des vomitifs et des purgatifs, les fonctions de l'estomac, de l'irriter ou paralyser dans ses nerfs, de le congestionner dans ses fluides, de l'ulcérer dans ses tissus, de compliquer d'une affection de l'estomac la maladie qu'on prétend guérir par son entremise, et de rendre les maladies plus longues et les convalescences plus difficiles ou impossibles.*

Ce système d'*empoisonnement* lent et successif des malades pour venir en aide à l'impuissance du système de *l'inflammation* a pris dans ces dernières années une telle faveur que certains oculistes allemands, et M. *Sichel* entre autres, en ont fait la règle générale de leur thérapeutique (1).

Ce fait de l'absorption des médicaments et poisons par le système lymphatique dans la peau interne comme dans la peau externe, et non de leur transmission de l'estomac dans la circulation par les vaisseaux *chylifères*, renverse tout l'échafaudage CHIMIQUE sur lequel

ques, la garance sur les os, l'arsenic sur le foie, la digitale sur le cœur, la belladone sur la pupille, les cantharides sur la vessie, le nitre sur les reins, la sabine sur l'utérus, l'antimoine sur les poumons, l'ipéca sur l'estomac, l'aloès sur le rectum, etc., etc., selon la dose et le mode d'administration.

(1) Afin qu'on ne nous accuse pas d'exagération, citons les propres paroles de M. Sichel, page 29, *Traité de l'ophthalmie, de l'amaurose*, etc.

« Pour peu qu'on examine chez l'homme sain les effets produits par le « mercure, on peut reconnaître à cette substance des propriétés qui doivent « faire soupçonner déjà son application heureuse dans les affections in- « flammatoires. Administré de manière à produire lentement ses effets et « *continué pendant un temps assez long*, le mercure produit *tous* les phé- « nomènes du SCORBUT, *tels que hémorrhagies difficiles à arrêter, ecchy-* « *moses, ulcères*, etc., etc. Il provoque donc une affection pour ainsi dire « diamétralement opposée à l'inflammation, action qui se caractérise par « la diminution de la plasticité du sang. » Ainsi, pour guérir les maladies des yeux, il faut, selon M. Sichel, empoisonner lentement les malades avec du mercure et ne s'arrêter que quand on produit des ulcères, des hémorrhagies ou le scorbut ! Voilà l'opinion qui fait école encore aujourd'hui parmi les oculistes en France et en Allemagne.

est établie toute la thérapeutique de la science, de l'Ecole et de l'Académie de médecine.

Il est encore d'autres erreurs de la science actuelle, telles que celle qui consiste à croire que ce qu'elle appelle LA FIÈVRE est une maladie, quand elle n'est que l'expression de *l'ensemble* des efforts que fait la nature pour procurer l'élimination des produits morbides, lutte qui cesse aussitôt que ce but est rempli, ou qui se continue, dans le cas contraire, jusqu'à l'épuisement des forces naturelles, LA MORT.

A toutes ces erreurs, ces illusions et ces ambitions systématiques, chimiques, etc., la nouvelle doctrine médicale oppose LA VÉRITÉ, c'est-à-dire ce qui est dans l'ordre des lois de la nature, les vraies causes des maladies, les désordres qu'elles entraînent dans l'économie, les indications propres à les guérir et les moyens de remplir ces indications. Aux causes des maladies elle oppose les spécifiques propres à les détruire ou à soustraire les malades à leur action; aux troubles des fonctions, les spécifiques propres à en rétablir l'équilibre; aux altérations ou viciations des fluides, des humeurs et du sang, les spécifiques propres à en procurer la destruction, l'épuration, la résolution et l'élimination. Les aliments, elle les administre par l'estomac; les médicaments ou poisons, elle les confie à l'absorption par la peau et ses ouvertures, en applications immédiates, lotions, frictions, inspirations, injections, bains, vaporisations, etc.

Les agents et substances *naturelles* sont les seuls spécifiques propres à procurer la guérison des malades. La seule préparation qu'il faut leur faire subir consiste à les réduire à l'état de divisibilité le plus extrême, pour être plus rapidement absorbés: car, d'après cette loi, *que tous les fluides, comme les solides, hors de leurs conditions naturelles, s'altèrent et forment des composés nouveaux*, le médecin qui suit les préceptes de la chimie *médicale* actuelle administre aux malades des médicaments *autres* que ceux qu'il croit administrer (1).

____

(1) En prenant de l'écorce de quinquina on est sûr de prendre de la quinine, en prenant du pavot ou du suc de pavot on est sûr de prendre

La nouvelle médecine ne mêle les uns avec les autres que les spécifiques *alimentaires*. Les autres, elle les applique à doses minimes d'abord, qu'elle élève graduellement selon les effets que *chaque* application produit, les suspend s'il est nécessaire, etc. Il est facile de mesurer le temps nécessaire à l'absorption du spécifique et à la production de l'effet qu'il doit opérer; par là le médecin sait toujoure ce qu'il fait et *pourquoi* il le fait. Il n'expose le malade à aucun accident; il connaît d'avance quelles indications il doit suivre et par quels agents ou par quelles substances il peut les remplir, non pas pour guérir *subito*, mais pour *hâter* la guérison ou *venir en aide* à la nature, qui SEULE guérit les malades. (Voir l'ouvrage cité.)

Si le lecteur veut la confirmation de la vérité des principes de la nouvelle médecine, il peut l'acquérir facilement par lui-même en observant que la santé ne s'entretient que par des épurations et des éliminations *continuelles*; que le moindre trouble ou dérangement des fonctions ne se rétablit que par des éliminations; enfin que TOUTES les maladies aiguës, chroniques, psoriques, intermittentes, etc., ne se guérissent qu'à la suite de crises, et non à la suite de SAIGNÉES, SANGSUES, etc.

Si le lecteur veut la PREUVE de ces vérités PAR LES FAITS, il lui sera facile de reconnaître que la médecine rationnelle et spécifique seule s'appuie sur les faits VRAIS, tandis que tous les systèmes, toutes les théories, ne reposent que sur des faits FAUX ou IMPOSSIBLES, parce qu'ils sont en opposition avec les lois naturelles. Ainsi la théorie de *l'inflammation du sang* a des faits (1), l'homéopathie a des faits (2), l'Académie nationale de médecine a des faits (3), le magnétisme

de la morphine, en prenant du suc de laurier-cerise on est sûr de prendre de l'acide prussique; en administrant la quinine, la morphine, l'acide prussique, on ignore toujours ce qu'on fait.

(1) Pour prouver qu'il faut saigner les malades dans toutes les maladies aiguës et chroniques. (BROUSSAIS.)

(2) Pour prouver qu'il suffit de la millionième partie d'une goutte de jus d'aconit pour remplacer la saignée.

(3) Pour prouver que le gland de chêne de la forêt de Fontainebleau est, sous le nom de *Racahout des Arabes*, un aliment supérieur; la graine de

a des faits, le somnambulisme a des faits, tous ceux qui ont été malades ont des faits pour prouver que c'est le dernier remède ou poison qu'ils ont avalé qui les a guéris, etc. La nature a aussi des faits, et en bien plus grand nombre, pour prouver qu'elle aussi guérit les malades sans la science et malgré la science. Les faits ne prouvent donc rien en médecine sans la raison des faits, et la raison des faits ne peut être que la conséquence de la connaissance des causes des maladies, de l'action de chaque spécifique et des effets qu'il produit dans le corps humain : car les agents ou substances spécifiques ne procurent pas la guérison des maladies par une vertu *secrète*, *mystérieuse*, mais par une action spéciale, physique, suivie d'un effet toujours sensible, évident, pour peu que le médecin ou le malade daignent y prêter attention.....

La nouvelle doctrine médicale s'appuie donc seule sur des faits vrais (voir les observations consignées dans le *Traité de médecine rationnelle*), parce que seule elle donne la raison des faits, et seule elle est d'accord *à la fois* avec la raison, le bon sens, l'instinct de conservation, les lois de la nature et les leçons de l'expérience, condition hors de laquelle tout est, en médecine, ERREUR, DÉCEPTION, MENSONGE.

Il suit de ce simple exposé des principes fondamentaux de la

moutarde un dépuratif supérieur ; les biscuits mercuriels un anti-syphilitique supérieur ; l'huile de raie un spécifique supérieur pour guérir les *poitrinaires*, l'iodure de potassium un spécifique supérieur à l'huile de raie, l'huile de foie de morue un spécifique supérieur à l'iodure de potassium, et enfin l'huile IODÉE un spécifique supérieur à l'huile de foie de morue, toujours pour guérir les *poitrinaires*. Il y a même des pharmaciens, membres de l'Académie de médecine et professeurs à l'École de pharmacie, qui ont sans doute des faits pour prouver que la pommade TRICHOGÈNE, dont un de nos clients nous remet un pot en ce moment, engendre réellement, comme l'indique son nom, des cheveux sur les têtes chauves !

Quand donc les médecins honorables de l'Académie de médecine cesseront-ils d'être dupes ou complices de toutes ces manœuvres commerciales de quelques apothicaires académiciens ? Quand donc les médecins comprendront-ils qu'à l'âge de cinquante ou soixante ans ils doivent avoir assez grandi pour penser et raisonner par eux-mêmes ?

médecine raisonnable que les maladies dites de la tête, des yeux, de la poitrine, de l'estomac, de la matrice, de la peau, etc., sont toujours la suite de troubles des fonctions (nerveuses, artérielles, veineuses, lymphatiques, séreuses, etc.), avec ou sans viciation des fluides, des humeurs ou du sang; que toutes ces maladies ne peuvent se guérir que par la destruction ou la cessation de la cause qui leur a donné naissance, par l'épuration, la résolution, l'élimination ou le rejet au dehors des produits altérés, viciés, fermentescibles, caustiques ou putrides, et non par des saignées toujours extrêmes, par des sangsues, vésicatoires, sétons, etc., appliqués sur les organes qui sont le siége des FLUXIONS, par des cautérisations hostiles et par des remèdes composés ou inventés par des alchimistes ignorants et approuvés par la complaisance de quelques membres de l'Académie nationale de médecine.

Il suit encore que, pour pouvoir procurer la guérison d'une maladie, il faut savoir comment la nature la guérit sans le secours de la médecine, qui n'est, ne doit être et ne peut être que l'art de venir en aide à la nature.... et mettre en application à propos, et à doses et selon une direction convenables, les spécifiques (agents atmosphériques, aliments, boissons, médicaments ou poisons) *naturels* propres à produire dans l'économie l'ensemble des effets nécessaires pour venir en aide à la nature dans le rétablissement des fonctions troublées et suspendues (1);

(1) Pour se faire les idées saines en médecine curative, il faut, aujourd'hui, remonter aux premiers siècles de la médecine, alors que la science et l'art étaient héréditaires et traditionnels dans quelques familles, dans la famille des Asclépiades, par exemple. On sait que pendant *sept cents ans* la famille des Asclépiades fut, dans la Grèce, à peu près la seule autorité curative et scientifique. Hippocrate, le père de Thessalus et de Draco, appartenait à la famille des Asclépiades. Le vulgaire des savants regarde Hippocrate comme le père de la médecine; mais ce qui est vrai, c'est qu'Hippocrate, à en juger par ses ouvrages et par ceux qu'on lui attribue, n'a fait que nous transmettre les traditions héréditaires dans sa famille : c'est le résumé de sept cents années d'études, d'observations et d'expérience, suivies dans l'intention pure d'être utile à l'humanité, dont

Qu'il faut surtout bien se garder de forcer les malades à avaler des médicaments ou poisons contre lesquels l'instinct de conserva-

Hippocrate a fait sa part et qu'il a transmis à la postérité. Il ressort, en effet, de la lecture des œuvres d'Hippocrate, que les médecins Asclépiades posaient en principe qu'il y avait dans l'homme, dans les conditions où il naissait et vivait, une *force*, un *principe* (τι θειον), quelque chose de divin, qui veillait à son développement, à sa conservation, et qui, dans les maladies, en procurait la guérison. Dans les circonstances où cette force naturelle, la NATURE, était impuissante à guérir le malade, les médecins Asclépiades pensaient que la médecine était l'art de mettre en application les moyens propres à lui venir en aide.

Ainsi, les médecins Asclépiades du temps, et avant Hippocrate, se bornaient à étudier la nature, rapportaient les maladies à des causes naturelles, observaient sous quelles influences diverses des causes naturelles telle ou telle maladie se développait, quels signes favorables ou nuisibles l'accompagnaient dans sa marche; comment, par quel travail des forces naturelles, les maladies se terminaient généralement par le retour à la santé; pourquoi, par quels accidents ou par quelles complications, la nature était quelquefois impuissante à guérir la maladie. Les Asclépiades se contentaient de venir en aide aux forces naturelles du malade; ils ne cherchaient point à faire mieux et plus vite que la nature quand elle fait bien. Ils avaient des remèdes simples, naturels, pour produire les effets nécessaires à la guérison du malade; mais ils ne possédaient point de remèdes pour guérir telle ou telle maladie... La matière médicale était bornée à la connaissance de quelques substances naturelles. Les Asclépiades faisaient usage de vomimitifs, de purgatifs, de rafraîchissants, de calmants, qu'ils appelaient somnifères; de toniques, de diurétiques : six classes d'agents thérapeutiques dans lesquelles, aujourd'hui encore, sont comprises toutes les substances connues en médecine.

La pharmacopée, la polypharmacie, l'alchimie, la chimie prétendue médicale, la posologie, les mithridates, les thériaques, etc., etc., n'étaient pas encore inventés. Les Asclépiades faisaient du régime dans les maladies; Hippocrate en a tracé les règles admirables... de l'hygiène (le premier de tous les moyens thérapeutiques). Ils prescrivaient fréquemment les bains, les frictions, etc., pour agir sur la peau, l'organe le plus puissant dans les fonctions curatives. Tous ces divers systèmes qui, pendant deux mille cinq cents ans, sont tombés les uns après les autres

tion se révolte, et de croire que la médecine est une science inintelligible aux *profanes* : car ce qui est vrai est vrai pour tout le monde,

dans l'indifférence et l'abandon, n'étaient pas inventés; mais l'art de guérir avait posé ses vrais principes; il suffisait d'en tirer de logiques conséquences. Hippocrate, le premier, s'est, en thérapeutique, séparé de son école. Il admet la pluralité, la multiplicité des drogues, et leur mélange les unes avec les autres. Il croit à l'astronomie, aux jours critiques, au poil de lièvre, aux crottes de chèvre, etc., etc., ce qui n'empêche pas que les œuvres d'Hippocrate ne soient encore le meilleur traité de médecine à consulter.

En sa qualité d'homme divin (il descendait, dit-on, de Jupiter à la vingtième génération, à la dix-huitième d'Esculape, à la neuvième du roi Chrysamide, etc.), Hippocrate croyait à la vertu secrète de certaines substances, simples ou mélangées, pour guérir telle ou telle maladie. Il fut le fondateur de la polypharmacie, qui, sous ses successeurs, prit une telle extension que Galien tenait une boutique de drogues sur la place publique de Rome. La pharmacie engendra l'alchimie, l'alchimie engendra la chimie, la chimie tomba tellement dans l'absurde de nos jours que quelques médecins recoururent à l'emploi atomique des substances sous le nom d'*homéopathes*. Voilà aujourd'hui où en est la médecine, et ces observations sont si vraies que nous allons les appuyer seulement d'un fait pour terminer.

S'il est aujourd'hui un médicament issu des officines chimiques sur l'efficacité duquel médecins et malades n'élèvent aucun doute, c'est assurément le *sulfate de quinine*, administré aux personnes atteintes de fièvres intermittentes..... Or, il y a quelques années, en 1852, M. le professeur Piorry fit à l'Académie de médecine de Paris un rapport sur un mémoire appuyé de pièces justificatives dans lequel M. le docteur Scelle-Montdezert donnait la préférence au sel marin sur le sulfate de quinine, dans les cas de fièvres intermittentes. L'Académie décida que des expériences seraient faites pour vérifier les faits..... On réunit TRENTE-QUATRE personnes affectées de fièvres intermittentes dans un hôpital; pendant huit jours on n'administra à aucun ni sel marin, ni sulfate de quinine : après huit jours il y en avait VINGT-HUIT de guéris!! Le lecteur va croire qu'il fut conclu qu'il fallait dorénavant soustraire le malade à la cause de la maladie, le faire changer d'air..... L'Académie ne conclut rien, et le sulfate de quinine poursuit sa glorieuse carrière. Voir la *Gazette médicale* de Paris ou les autres journaux de médecine, année 1852.

et tout orateur qui explique une science que personne ne comprend ne la comprend assurément pas lui-même.

Sans doute, lorsque, par la négligence des malades ou par l'hostilité des traitements préconisés par la science actuelle, les maladies ont entraîné la *désorganisation* des tissus ou l'*infection générale* des fluides, la médecine spécifique est impuissante ; mais, dans tou tes les autres conditions, seule elle peut procurer la guérison des affections *héréditaires* des enfants (phthisie, scrofules, etc.) qui entraînent la mort prématurée ; des *névralgies*, causes fréquentes des paralysies ; des *maladies chroniques* de la poitrine, de l'estomac, de la matrice, de la vessie, etc.; des maladies *psoriques* invétérées (celles qui résistent aux traitements actuels ou qui s'aggravent sous leur influence : scorbut, syphilis, etc., etc.); seule, enfin, la médecine spécifique guérit les maladies qui causent le trouble, l'affaiblissement et la perte de la vue, les ophthalmies, amblyopies, amauroses ou paralysies incomplètes ; et, bien loin de conseiller aux personnes atteintes de CATARACTES de se laisser devenir *aveugles* pour courir les chances d'une opération le plus souvent INUTILE, elle en procure la guérison d'autant plus rapide que les *cataractes* sont moins avancées ! En vain les oculistes et les opérateurs de cataractes continuent à nier la possibilité de la guérison médicale des cataractes : il n'est pas dans toute la médecine d'affections dont la guérison soit plus facile et mieux prouvée aujourd'hui par les faits vrais, c'est-à-dire par et sous l'influence des spécifiques mis en application.

Voir, relativement aux causes des diverses maladies aiguës, chroniques, psoriques et désorganisatrices, et aux moyens de les guérir, le *Précis de médecine rationnelle* ou *raisonnable, et de thérapeutique endermique* (externe) *et spécifique.*

On trouvera dans cet ouvrage des observations nombreuses de guérison de maladies chroniques, psoriques et désorganisatrices de la tête, des yeux, de la poitrine, de l'estomac, de la matrice, etc., qui ne peuvent être rapportées qu'à l'action des spécifiques convenables et aux principes exposés dans cet ouvrage.

PROLÉGOMÈNES

DU

TRAITÉ MÉDICAL DES CATARACTES

4ᵉ ÉDITION (*)

Cet ouvrage n'est que l'application des principes de médecine et de thérapeutique générale que nous avons exposés dans notre livre intitulé : *Précis de médecine rationnelle et de thérapeutique spécifique*, à des affections réputées jusqu'à ce jour incurables.

Lorsqu'au début de notre carrière médicale, nous nous sommes livré à la pratique des opérations chirurgicales par lesquelles les oculistes tentent de rendre la vue, ou mieux un peu de vue, aux personnes aveugles par suite du développement des cataractes, nous avons été tellement surpris et affligé des accidents et des insuccès qui étaient la suite de ces opérations (revers dont les plus habiles praticiens n'étaient pas plus exempts que nous) (1) qu'il nous vint à l'esprit que ce serait rendre un grand service aux personnes condamnées par les oculistes à devenir aveugles si nous pouvions parvenir à procurer, par des

(*) *Traité médical des Cataractes*, causes, symptômes, complications et traitements des altérations du crystallin et de la capsule par résolution sans opérations chirurgicales); 4ᵉ édition. — Un volume in-8, prix 6 fr.

(1) Le professeur Roux avouait publiquement dans ses leçons que, sur quatre opérations de cataractes qu'il pratiquait, il lui arrivait de vider une fois l'œil du malade. Il était persuadé qu'il était impossible de mieux faire.

moyens nouveaux, la guérison de ces affections, ou empêcher du moins les malades de perdre la vue.

Nous commençâmes par faire l'essai des divers moyens, agents ou substances naturelles, qui pouvaient, selon nous, avoir la propriété de modifier favorablement la vue des personnes qui, atteintes de cataractes, étaient par nous réservées pour subir l'opération. En même temps, nous nous mîmes à rechercher quels moyens, agents ou substances simples ou composées, pouvaient agir sur les cataractes extraites précédemment des yeux des malades, de manière à rétablir la transparence du cristallin (1).

Nos premiers essais furent tentés sur des cristallins opaques, c'est-à-dire sur des cataractes récemment extraites des yeux de nos clients, les soumettant à l'action des substances simples ou combinées que nous jugions propres à remplir les résultats que nous pouvions en attendre. Nous avons été dirigé surtout, dans nos expériences, par les données que l'étude de la composition chimique du cristallin à l'état sain et à l'état opaque mettait

---

(1) Pour que le lecteur, surtout s'il est étranger aux données anatomiques, puisse comprendre ce qui va suivre, il faut qu'il se fasse une idée exacte de ce que c'est que la cataracte.... Or, il y a dans l'œil, au centre de l'œil, une ouverture circulaire (un trou noir) qu'on appelle *la pupille*; derrière la pupille il y a un corps transparent, qui a la forme d'une lentille : ce corps est le cristallin de l'œil. Lorsque ce corps, le cristallin de l'œil, se trouble, s'épaissit, devient opaque, en un mot, il présente à l'œil de l'examinateur un nuage, un tache grisâtre ou blanchâtre (qui n'existe pas dans les yeux sains), laquelle, en s'étendant, finit par couvrir toute la pupille et rendre le malade complétement aveugle : c'est ce phénomène morbide qui constitue ce qu'on appelle *la cataracte*. La cataracte n'est donc pas une peau qui se forme sur l'œil, comme on le croit généralement parmi les gens du monde : c'est l'altération de la transparence d'un des organes nécessaires à la vision. Quand donc on opère une personne affectée de la cataracte, c'est cet organe, ce corps, *le cristallin* de l'œil, devenu opaque, qu'il faut ou extraire par une incision pratiquée à l'œil, ou disséquer, ou broyer, ou enfoncer plus profondément, pour tenter de rendre la vue au patient.

à notre disposition (1). Les moyens d'agir sur la cataracte hors de l'œil une fois trouvés, il s'agissait de savoir comment il serait possible de leur faire produire les mêmes effets sur des cataractes encore renfermées dans les yeux des malades.

Nous avons obtenu ces résultats, non pas en faisant avaler ces agents curatifs aux malades, mais en les faisant pénétrer au centre de l'œil, *par absorption* (par la peau), par la voie, ou mieux par la méthode, dite *endermique* ou *iatraleptique* (2).

Sous l'influence de ces moyens et de leur application méthodique, nous avons vu les cataractes commençantes se dissoudre en peu de jours, les brouillards accusés par les malades se dissiper et leur vue recouvrer sa netteté première.

Sous l'influence des mêmes moyens appliqués aux personnes qui, vu l'état de développement avancé de la cataracte, ne pouvaient, depuis trois ou six mois, lire et écrire, cette faculté leur a été rendue souvent en peu de temps.

Enfin, appliqués aux personnes affectées de cataractes complètes et *aveugles depuis peu*, nous avons vu, sous l'influence de ces moyens, ces cataractes se ramollir peu à peu et de plus en plus en plus; présenter une teinte grisâtre ou brunâtre, de blanche et nacrée qu'elle était auparavant; diminuer sensiblement de volume; offrir, par suite de leur dissolution, l'apparence d'un cercle noir autour des bords de la pupille, au travers duquel cercle la vision se rétablissait au fur et à mesure que le cercle se développait davantage par la dissolution plus considérable de la cataracte; de sorte que les personnes affectées de cataractes *simples* et *sans complications*, celles qui ne pouvaient

---

(1) On sait que le cristallin opaque est un corps qui présente la plus grande analogie avec l'albumine concrète, et se comporte de la même manière sous l'influence des mêmes réactifs : aussi les substances qui ont la propriété de dissoudre l'albumine concrète ont-elles la propriété de dissoudre l'opacité du cristallin et de rendre à cet organe sa transparence première.

(2) Voir l'ouvrage cité.

distinguer aucun objet précédemment, celles surtout qui étaient affectées de cataractes dites *lenticulaires* ou *séniles, que les oculis·les déclarent les plus incurables*, voyaient, après un ou deux mois de traitement, assez pour distinguer les objets et se conduire avec facilité par les rues.

Nous étions, dès lors, en possession des moyens de guérir les cataractes; mais nous n'étions pas encore en possession des moyens de guérir les personnes affectées de cataractes, ce qui est bien différent, comme on va le voir. Il arrivait souvent, en effet, que, parvenue au point que nous venons de signaler, l'amélioration obtenue, soit sous le rapport de la dissolution de l'opacité, soit sous le rapport du rétablissement de la vue, ne faisait que de lents et insensibles progrès : c'est que, dans certains cas, il ne suffisait pas pour réussir de dissoudre la cataracte; mais il était nécessaire de mettre en application d'autres principes et d'autres moyens que ceux que met en application la médecine générale actuelle..... Il fallait trouver les causes qui donnent naissance à la cataracte (1), et les moyens de les faire cesser, ou de soustraire les malades à leur action; et, comme les maladies des yeux sont toutes et toujours la suite de maladies générales qui n'ont pu guérir par les forces naturelles et les traitement mis en usage, il fallait remonter à des principes de médecine et de thérapeutique générale en dehors des divergences systématiques actuelles.

Ce fut ainsi que nous fîmes l'application aux maladies dites des yeux des principes que nous avions résumés de l'étude attentive et consciencieuse des divers systèmes de médecine qui, depuis Hippocrate jusqu'à nos jours, étaient tombés les uns sur les autres et les uns après les autres, jusqu'au dernier, le système de BROUSSAIS, l'élève du célèbre SANGRADO, le plus habile médecin de la ville de Valladolid, comme on sait.

Nous n'avons point à nous occuper des opinions des oculistes sur la possibilité ou l'impossibilité de la guérison des cataractes

(1) Les oculistes pensent qu'il est impossible de connaître les causes des cataractes.

sans opérations chirurgicales : les oculistes ne sont pas des médecins, ils sont des chirurgiens-oculistes; leur affaire, leur but, leur intérêt, c'est d'opérer les personnes qui sont affectées de la cataracte. On leur a enseigné, il y a trente ou quarante ans, qu'il y avait des maladies qui prennent naissance, sans cause connue, dans les yeux, et ils l'ont cru et ils le croient encore. On leur a enseigné le système de Broussais, selon lequel toutes les maladies sont des inflammations; ils ont cru et ils croient que toutes les maladies des yeux sont des inflammations. On leur a enseigné que pour guérir toutes les maladies il fallait combattre et faire cesser l'inflammation par des saignées, des sangsues, des moxas, des sétons, des vésicatoires, etc., etc.; et ils croupissent dans le même système et l'impuissance des mêmes moyens, ce qui ne les empêche pas de déclarer qu'il est impossible de faire mieux ou autrement qu'ils ne font eux-mêmes (1).

(1) Citons pour exemple M. Sichel, qui, en France, dans ces dernières années, a joui, sans qu'on puisse s'expliquer pourquoi, dit l'auteur du livre intitulé : LES MÉDECINS DE PARIS JUGÉS PAR LEURS ŒUVRES (*), d'une grande vogue. M. Sichel professe que, pour guérir les maladies des yeux, qui ne sont que des inflammations, il faut combattre l'inflammation par des saignées, des sangsues, des vésicatoires, etc., etc. Selon M. Sichel, la cataracte est une inflammation du cristallin ou de la capsule qui l'enveloppe.

Mais, comme, par les saignées, les sangsues, par les traitements dits *antiphlogistiques*, les maladies des yeux ne se terminaient pas par le rétablissement de la vision, M. Sichel a prétendu que c'était ce qu'il appelle la *plasticité du sang* qui s'opposait, après l'emploi des antiphlogistiques, à la guérison des malades. Or, selon M. Sichel (Voir son *Traité de l'ophthalmie, de la cataracte et de l'amaurose*, page 39), pour dissiper la *plasticité* du sang, il faut soumettre les malades à l'action du mercure, tout comme s'ils étaient affectés de maladies vénériennes, et jusqu'à ce qu'il se produise chez eux des HÉMORRHAGIES, des ULCÈRES, des ECCHYMOSES, etc., tous les symptômes du scorbut enfin (textuel), ce qui remédie à la plasticité du sang et doit guérir tous les malades.

(*) *Les Médecins de Paris jugés par leurs œuvres.* 1 vol. in-12, par M. le docteur Sachaille de la Barre. Paris, 1845.

Il y a, en effet, dans les têtes les plus chirurgicales, des idées, mélange de préjugés scholastiques, d'illusions scientifiques et d'intérêt personnel, sous la pression desquelles le cerveau s'indure avec le temps, de manière à ne pouvoir plus être impressionné par d'autres idées. Il est aussi impossible à M. Sichel, à M. Desmarres, son élève, ou à tout autre opérateur par état des cataractes, de comprendre par quel ensemble de principes et de moyens, en dehors de ce qu'ils appellent la science actuelle, on parvient à procurer la guérison médicale des cataractes, qu'il a été impossible à M. le baron Boyer, professeur de chirurgie à la Faculté de Paris, chirurgien en chef de l'hôpital de la Charité, etc., de comprendre comment M. Civiale pouvait avec succès substituer le broiement de la pierre dans la vessie à l'horrible opération qu'il était alors dans la science de faire subir aux malades (1); ou à M. Roux, membre de l'Institut, professeur de chirurgie à la Faculté de Paris, chirurgien en chef de l'Hôtel-Dieu, président de l'Académie de médecine, etc., de comprendre qu'un médecin pût être assez ennemi de la chirurgie en France pour vouloir lui enlever une des opérations qu'elle était dans l'usage de pratiquer (2), pour faire rentrer la maladie qui nécessite cette opération dans le domaine de la médecine.

Pour pouvoir procurer la guérison médicale des cataractes et des autres affections qui entraînent la perte de la vue, il faut être médecin d'abord ; il faut savoir quelles sont les causes premières des maladies, en quoi consiste la maladie chez tel ou tel individu : car la maladie prend toujours le caractère de la

(1) Nous avons souvent entendu M. Boyer dire, longtemps après même que la lithotritie avait fait ses preuves : « *Autant* vaudrait coucher le malade sur une enclume et frapper sur son ventre avec un marteau pour broyer la pierre. »

(2) Lorsque nous avons sollicité, avec l'appui de M. Pariset, de M. Roux, alors président de l'Académie de médecine, l'autorisation de faire une communication sur le traitement médical des cataractes, il nous dit : « Voilà qu'on vient d'ôter à la chirurgie l'opération de la pierre : que lui restera-t-il si vous lui enlevez les opérations de la cataracte ? »

constitution du malade. Les maladies dites des yeux n'étant jamais que la suite de prédispositions héréditaires ou *d'autres maladies* qui se portent et se jettent sur les yeux et le système de la vision, il faut être médecin pour pouvoir faire cesser ces causes ou soustraire la personne qui est affectée de cataracte, de névralgie, d'amaurose, de glaucôme, etc., etc., à leur action. Enfin il faut mettre en application les indications successives que nous avons énumérées pour guérir et prévenir le retour des mêmes accidents. Il y a loin de ces principes et de ces moyens à la théoric de l'inflammation et à l'emploi des saignées, des sangsues et des collyres séculaires qui composent tout le bagage scientifique des oculistes.

En toute science il faut s'appuyer sur les faits, car les faits sont la conséquence logique des lois éternelles de la nature. Mais en toute science il y a malheureusement de nos jours deux ordres de faits, ceux qui sont la conséquence des lois naturelles et ceux qui ne le sont pas. Les premiers, en médecine, sont les faits vrais ; les seconds sont les faits faux. Pour savoir par quels moyens il faut procurer la guérison d'une maladie, il faut que le médecin sache par quels moyens et quelles voies procède la nature quand elle les guérit : car il n'y a pas une seule maladie, quel que soit le nom qu'elle porte, qui souvent ne guérisse sans médecins et sans médicaments. Le médecin n'a donc le droit de dire : *J'ai guéri telle maladie*, que dans les cas où, *sans son secours*, la nature, les forces naturelles, sont reconnues impuissantes à en procurer la guérison. Telles sont, en général, les maladies dites chroniques et les cataractes, les névralgies, les amauroses incomplètes, le glaucôme, etc., maladies des yeux et du système de la vision, qui toujours sont la suite et l'effet des premières (1).

(1) Si les faits de guérisons par nous rapportées dans la suite de cet ouvrage sont vraies, et nous offrons au lecteur les moyens de les vérifier quel qu'il soit, il est évident que, les oculistes déclarant et ayant déclaré à tous ces malades qu'il était impossible de les guérir, leur guérison ne peut être attribuée qu'aux principes et aux moyens que nous avons mis en application. (Voir le *Traité médical des Cataractes.*)

Ajoutons en terminant, pour la satisfaction des quelques personnes de bons sens qui liront cette préface, que nous avons fait tout ce qui nous était possible de faire pour porter nos principes à la connaissance des médecins et du public, tout, excepté ce qui répugne à tout homme de conscience et de probité. Nous les avons publiés dans divers ouvrages; nous les avons professés publiquement pendant cinq années consécutives à l'Athénée de Paris; nous en avons saisi les Académies des sciences et de médecine; nous avons convoqué les oculistes et les médecins de Paris à juger les faits, ceux mêmes que nous rapportons à la fin de ce volume; nous avons assez fait pour la science, nous ne faisons plus que pour le public. Le public n'est pas si bête que les savants veulent le faire croire. Il a le *criterium* naturel de toutes les sciences, le simple bon sens, la seule chose qui manque généralement aux savants et aux hommes d'esprit. Le public intelligent et malade n'est ni allopathe, ni homéopathe, ni chimiste, ni alchimiste, ni électro-chimiste, etc., etc. Il veut être guéri, et il a raison. Il est pour la médecine qui le guérit; voilà pourquoi nous préférons l'approbation du public intelligent à l'approbation des oculistes de Paris.

Enfin, aux médecins ou autres personnes qui, imbus de cette populaire idée qu'il est possible de trouver, inventer ou composer un remède, une potion, un mithridate, une thériaque, etc., pour guérir telle ou telle maladie, peuvent croire, comme M. le le professeur V......, que nous faisons un secret des moyens que nous employons pour guérir la cataracte, et que nous mettons la lumière sous le boisseau, nous répétons ce que nous avons établi dans nos ouvrages : « que le secret de guérir toutes les maladies, surtout les maladies dites chroniques (quant et tant qu'il en est temps encore), consiste à connaître les véritables causes des maladies, et à mettre en application les *spécifiques* propres à procurer le rétablissement des fonctions troublées ou suspendues, en même temps que l'épuration des fluides »; autrement dit, il faut connaître les moyens de guérir le malade, de lui rendre la santé, sans se préoccuper du nom qui a été donné à la maladie dans des temps de crédulité, d'ignorance et de superstitions médicales. Voir l'analyse de notre *Précis de médecine rationnelle et spécifique* ci-contre; et pour la preuve de l'évidence de notre doctrine, voir dans l'ouvrage les faits nombreux de guérisons opérées sur des personnes aveugles, presque aveugles, ou qui, des suites de leur maladie et des traitements des oculistes, qui leur avaient donné des soins avant nous, ne voyaient plus à lire, écrire ou se conduire.

8898. — Paris, imprimerie Guiraudet et Jouaust, rue Saint-Honoré, 338.

9 782019 248567